Quelques Points

de Pratique Urinaire

PAR

Le Dr BENSA (de Nice)

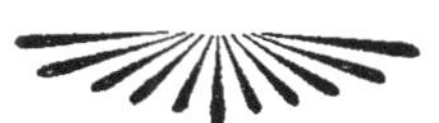

PARIS

OCTAVE DOIN, Éditeur

8, PLACE DE L'ODÉON, 8

—

1904

Quelques Points

de Pratique Urinaire

Quelques Points

de Pratique Urinaire

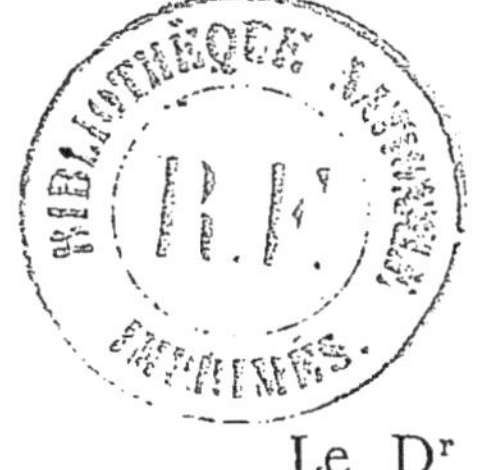

PAR

Le Dr BENSA (de Nice)

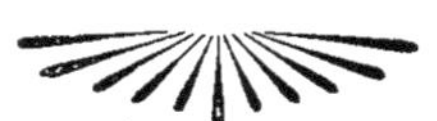

PARIS

OCTAVE DOIN, Éditeur

8, PLACE DE L'ODÉON, 8

—

1904

I

Nouvelles méthodes pour le traitement des uréthrites chroniques.

Je n'ai pas apporté de changement notable dans la marche du traitement des uréthrites chroniques tel que je l'ai exposé dans une publication récente, (*Traitement des uréthrites chroniques*. Paris, O. Doin, 1902), mais certaines modifications que j'ai fait subir à cette partie de la thérapeutique urinaire me semblent devoir être signalées à cause des résultats que j'ai obtenus.

Je reconnais deux formes d'uréthrites chroniques : une forme superficielle et une forme profonde.

La première, consistant en l'altération de la muqueuse seule, se traduit par une desquamation épithéliale et une hypersécrétion formant des filaments légers.

La deuxième se caractérise par des filaments lourds, provenant de cellules épithéliales dégénérées ou de globules de pus venant de suppurations locales, de glandes abcédées. C'est l'uréthrite glandulaire, sous-muqueuse, rebelle aux traitements classiques.

Pour la première forme, le traitement que j'emploie est celui, bien connu, qui consiste en lavages modificateurs localisés, en applications médicamenteuses sous forme d'instillations et en massages légers avec les Béniqués. Je n'insiste pas sur la façon de soigner cette uréthrite que l'on guérit presque toujours à l'aide de ces moyens, à moins d'état général diathésique.

Mais pour l'uréthrite profonde, à filaments lourds, à lésions péri-uréthrales, allons-nous employer le traitement par instillations, puis par dilatation et autres manœuvres ?

C'est ici que, par l'expérience de l'inefficacité des traitements ordinaires, j'ai été conduit à chercher une application plus rationnelle des moyens thérapeutiques dont nous disposons aujourd'hui.

Nous disons que dans la forme d'uréthrite profonde, rebelle, la muqueuse est prise d'abord, puis les glandes uréthrales et, par leur intermédiaire, le tissu conjonctif sous-muqueux et enfin les tissus périuréthraux caverneux et prostatiques.

Faudra-t-il, comme on le fait habituellement, soigner d'abord la muqueuse et cacher ainsi passagèrement le mal sous une couche de cellules modifiées à grand peine ?

Il est bien plus rationnel de suivre la marche de la maladie.

Celle-ci a envahi l'urèthre de dedans en dehors ; il faut faire regresser les lésions de dehors en dedans, de la périphérie au centre, en traitant d'abord les tissus périuréthraux caverneux ou prostatiques, puis le tissu sous-muqueux (glandes uréthrales et sclérose sous-muqueuse) et enfin la muqueuse en dernier lieu. Sinon, guérir la muqueuse en laissant évoluer les lésions sous-jacentes, c'est barrer la route d'évacuation aux produits pathologiques des glandes malades, c'est « enfermer le loup dans la bergerie. »

Dans le cas d'uréthrite profonde, il faut donc éviter de perdre du temps en un traitement préliminaire s'adressant à la muqueuse.

Il faut aller tout de suite à la lésion la plus éloignée du centre du canal, masser et modifier la prostate ou le tissu de rétrécissement, puis soigner la sous-muqueuse et enfin la muqueuse.

Nous connaissons les moyens dont dispose aujourd'hui la thérapeutique moderne ; j'indique brièvement le traitement que j'applique à ces cas rebelles :

Je commence par la prostate ou par le tissu caverneux induré, suivant le cas.

Il est reconnu qu'aucun remède déposé au niveau de l'urèthre malade ne peut agir sur les couches sous-jacentes.

Il n'y a qu'un moyen pour faire pénétrer profondément un remède, c'est d'employer une pression, dosée et raisonnée, autrement dit, le *massage*.

Supposons une lésion de la peau à laquelle une uréthrite ressemble anatomiquement, comme le fait remarquer le Dr Motz, par la kératinisation des couches épithéliales qui donne à la muqueuse l'aspect cutané. Si c'est une lésion superficielle, où la congestion et l'exfoliation ne s'accompagnent pas d'inflammation hypertrophique donnant une augmentation des couches cellulaires, nous pouvons espérer la modifier par des applications liquides, des badigeonnages médicamenteux; mais s'il y a inflammation profonde, il faudra recourir aux remèdes employés sous une forme plus consistante, aux pommades, par conséquent, en tâchant de les faire pénétrer dans les couches infiltrées du derme.

Il en est de même pour les uréthrites chroniques dont les formes profondes exigent un traitement identique à celui des lésions chroniques de la peau.

Il faut faire pénétrer les remèdes actifs dans les pores de la muqueuse pour provoquer une modification se manifestant par une desquamation épithéliale suivie de rénovation.

Ne pouvant étendre la pommade sur la région malade en pratiquant des onctions, nous frottons l'urèthre par une pression extérieure sur l'onguent, immobilisé à la surface d'une sonde à cannelures.

C'est la méthode de Casper que j'emploie toujours combinée au massage.

Les tissus périuréthraux pris entre deux résistances, la sonde et le doigt, sont exprimés, vidés de leurs produits pathologiques, assouplis par le massage qui favorise la circulation et la diapédèse et dissipe la congestion.

L'onguent pénètre dans les culs-de-sac glandulaires et les modifie, alors qu'une instillation ou une pommade, simplement déposées sur la muqueuse, n'auraient agi que sur la superficie.

J'accorde donc une importance de premier ordre au *massage*, dont on connait les bons effets dans toutes les lésions chroniques. Les pommades ne sont, pour moi, que des instillations solidifiées pour pouvoir être introduites, par la pression, dans les couches profondes de la muqueuse.

Je ne m'en tiens pas aux formules de Casper et j'emploie les pommades aux doses des instillations. J'en donne la liste dans un formulaire annexé à cet article.

Je précise par cette formule : Filaments légers = instillations ; Filaments lourds = onguents et massage.

Quels effets doit-on attendre de ces diverses pommades ?

Je cherche d'abord une action irritante et desquamante, puis résolutive et en dernier lieu astringente et calmante.

Dans ce but, je me sers : 1º de pommades caustiques et antiseptiques (onguent mercuriel, précipité jaune, nitrate, protargol) ; 2º de pommades modificatrices (iodo-iodurées, aïrol, formol) ; 3º d'onguents astringents et calmants (alumnol, tannin, acide salicylique, ichthyol, baume du Pérou).

On arrive par ces procédés à faire dégorger la prostate que l'on sent rapidement diminuer de volume ; de même on assouplit le tissu caverneux induré. Pour la prostate le massage rectal est nécessaire ; les frictions et pressions externes au niveau du bulbe suffisent en cas de stricture.

Ce traitement cherche à provoquer des modifications cellulaires intimes (diapédèse) ramollissant les tissus indurés par le bouleversement cellulaire qu'effectuent les globules blancs. C'est la phase de démolition des tissus altérés, après quoi l'on tâche de provoquer la reconstitution du type normal.

Pendant la durée de ces manœuvres, l'amélioration n'est pas nette, il y a de la desquamation et de l'irritation uréthrale.

Après constatation de la modification de la prostate ou des tissus uréthraux indurés, on commence la deuxième partie de ce traitement anatomique qui vise toutes les couches malades. C'est le tour de la sous-muqueuse.

Le tissu conjonctif a bénéficié de cette première partie du traitement, plus long, bien entendu, si les lésions périuréthrales sont accentuées.

La marche de la guérison sera plus rapide dans le cas de simple sclérose sous-muqueuse, sans propagation glandulaire, ni rétrécissement.

La sous-muqueuse doit être soumise à une épreuve importante pour constater sa souplesse ; il faut pratiquer une forte distension par la dilatation forcée de Kollmann, deux à trois fois, en séances espacées de cinq à six jours. J'atteins en moyenne le n° 3o et souvent le 4o. Les infiltrations fibreuses qui auraient résisté au massage seront distendues et dissociées.

Reste enfin la muqueuse qui a été pendant tout ce traitement heureusement modifiée par le massage et les onguents.

Que faire pour cette muqueuse? Quand doit-on songer à étendre sur les tissus profonds modifiés un vernis épithélial régénéré ?

On constate que la première partie du traitement a réussi, lorsque la prostate a diminué de volume et parait normale, ou lorsque le tissu caverneux périuréthral est assoupli.

On peut en ce moment entreprendre la deuxième partie du traitement. On voit alors le nombre des filaments diminuer. Primitivement lourds, chargés de cellules dégénérées et de globules de pus, ils flottent ensuite au-dessus de l'urine et deviennent peu à peu filants, muqueux, puis se fragmentent et se résolvent comme en poussière.

La muqueuse ne présente plus qu'une exsudation superficielle et les glandes sont atrophiées ou régénérées.

C'est le moment de soigner la muqueuse par la troisième partie du traitement, pour recouvrir d'un pavage régulier les vestiges des lésions. Mais tant que les filaments n'ont pas pris cet aspect flottant et nuageux, il n'est pas rationnel de soigner la muqueuse ; il faut plutôt reprendre l'emploi des méthodes précédentes.

Pour le traitement terminal visant la muqueuse, aurons-nous recours aux instillations ?

Non, je les abandonne pour les formes profondes, où le mal est très localisé, et je préfère un traitement direct. C'est ainsi que l'on opère pour les métrites du col, par exemple, où après l'inefficacité des injections, on est forcé de voir le mal et de cautériser le seul point malade, ce qui procure une guérison rapide. C'est ce que nous ferons également dans l'urèthre en mettant le speculum uréthral, l'uréthroscope.

L'examen à la lumière électrique renseigne sur la rougeur de la muqueuse, sur la présence de glandes saillantes. La plupart du temps, à part les cas d'hyperthrophie du verumontanum ou de granulations bulbaires on ne trouve que de la rougeur localisée.

Le siège du mal étant bien repéré, on peut, aux autres séances, si le mal n'est pas trop localisé, se contenter de placer exactement l'instrument endoscopique à la région prostatique ou bulbaire sans examiner sous l'éclairage.

Voici comment je procède :

L'instrument étant bien placé au siège vérifié du mal, je cautérise le point malade avec le chlorure de zinc à $\frac{1}{50}$ à $\frac{1}{10}$, ou l'acide chromique à

$\frac{1 \text{ à } 10}{50}$, l'acide trichloracétique à $\frac{20}{100}$, l'ichthyol glycériné ou pur, l'alcool au formol à $\frac{1}{30}$, $\frac{1}{15}$.

Je dépose ensuite, sur l'endroit cautérisé, de la poudre d'alun-tannin, d'alun-aristol, de bismuth, que je refoule avec un tampon de coton sec, monté sur un porte-coton.

Dans les cas plus rebelles, je cautérise avec de la poudre d'iode, de nitrate d'argent ou de sulfate de cuivre : un tampon humecté d'eau stérilisée (la glycérine forme des mélanges inflammables) est roulé dans l'une de ces poudres et porté au siège exact de la lésion, repéré au fond du tube sous l'éclairage. J'ai renoncé aux crayons qui peuvent tomber dans le canal.

Persuadé que tous les médicaments chimiques, même les plus favorables, amènent, par une application prolongée, une irritation nocive, j'emploie après quelques cautérisations fortes, des baumes végétaux qui donnent des succès remarquables dans le traitement des plaies et ulcères de la peau, en amenant rapidement la cicatrisation.

Je me sers, dans ce but, de la teinture d'aloës, du baume du Commandeur (à base de myrrhe) et du goménol.

Je mélange ces substances ou je les emploie séparément avec le porte-coton et l'uréthroscope.

Si, à ce moment, la guérison n'est pas complète, il faut avoir recours à l'électrolyse lente dont j'ai déjà ailleurs expliqué l'action. Je la combine sou-

vent, depuis quelque temps, avec l'application
préalable de remèdes, faisant ainsi un traitement
électro-chimique. Après une instillation de quelques gouttes de nitrate, chlorure de zinc, glycérine iodée, etc., on introduit une boule électrique
et on fait passer le courant de la pile.

Le remède, sous l'influence combinée de l'élec-
tricité, pénètrerait plus facilement dans la muqueuse, comme cela résulte des observations du
D r Bouveyron, qui a appliqué avec succès cette
méthode à des glossites rebelles à toutes les applications médicamenteuses. J'ai, à la suite de sa
communication, essayé ce même traitement pour
les uréthrites rebelles.

J'insiste ici sur deux points spéciaux : le pôle à
employer et l'intensité du courant.

Je me servais, au début, exclusivement du pôle
négatif. Mais le but que nous poursuivons le plus
souvent, à ce moment, c'est de reformer le revêtement épithélial du canal en modifiant et durcissant
les cellules de nouvelle formation.

Le pôle négatif est ramollissant par comparaison
avec le positif qui est astringent et présente le
caractère des acides.

Dans la plupart des uréthrites, la muqueuse est
plutôt congestionnée, ramollie et friable, surtout
après un traitement tel que celui que j'ai indiqué.
Il convient alors d'obtenir un raffermissement des
couches superficielles. C'est dire que le pôle positif
conviendra dans la grande majorité des cas.

S'il s'agit d'un canal induré, ayant perdu sa souplesse, il sera préférable d'employer d'abord le pôle négatif pour assouplir les tissus uréthraux et de terminer par le pôle positif pour tonifier et durcir les cellules superficielles.

En résumé, je conseille pour les uréthrites chroniques, l'électrolyse lente, faite avec le pôle positif et dans le cas d'induration uréthrale, de faire en premier lieu quelques séances avec le pôle négatif. Quant à l'intensité du courant que je me fixais primitivement à 4 milliampères, j'emploie actuellement 5 milliampères pendant cinq à dix minutes.

La boule est promenée sur la région malade, prostatique ou bulbaire, avec lenteur et douceur.

Si en dernier lieu, après un repos d'épreuve, des filaments rebelles ou des troubles prostatiques persistaient encore, il faudrait faire quelques retouches à l'aide de l'uréthroscope et des instruments de Kollmann : Pointes électrolytiques et galvanocaustiques.

Ce serait la ressource ultime du traitement.

Les méthodes précédentes cherchent à faire revenir les glandes à l'état normal et à régénérer les cellules altérées. Le résultat peut être obtenu si les tissus ne sont pas trop gravement malades ; mais si les lésions sont trop avancées, trop profondes, le retour à l'état normal antérieur est impossible. Il faut, en ce cas, atrophier ces glandes et tissus dégénérés.

L'électrolyse lente n'agit qu'en surface sur les

2.

cellules superficielles du canal ; pour atteindre les culs-de-sac glandulaires il faut pénétrer dans l'épaisseur de la muqueuse.

Pour cela, à l'aide de l'uréthroscope et de l'éclairage électrique, on fera des pointes électrolytiques à la région bulbaire ou prostatique suivant le cas.

Si besoin est, on aura comme ressource les pointes galvanocaustiques, non plus atrophiantes, mais destructives.

Le but atteint sera le même, et le remède plus énergique par la formation d'une cicatrice qui enserrera et atrophiera les glandes malades.

Le traitement ainsi compris remplit toutes les indications : assouplissement des tissus dû à un bouleversement cellulaire provoqué par le massage et les onguents ; distension des brides et trainées fibreuses sous-muqueuses, et, seulement lorsque les examens répétés auront montré l'efficacité des manœuvres précédentes, reconstitution du revêtement épithélial.

Je termine ce long traitement par la faradisation pour tonifier les organes fatigués, surtout dans le cas de neurasthénie sexuelle et cela après avoir traité le verumontanum (psychrophores, cautérisation directe).

Une cure à Evian, Vittel, Contrexéville, selon le cas, produit, à la fin, les meilleurs effets. C'est alors que le malade aperçoit les bons résultats des traitements antérieurs.

Un traitement pareil est un tout ; le malade ne peut s'arrêter à aucun moment ; le bénéfice des soins ne se voit qu'à la fin et même souvent un mois après, alors que l'irritation inévitable a disparu pour laisser voir l'effet bienfaisant.

J'ai noté surtout l'amélioration de l'état général des malades qui accusent la disparition des troubles pénibles, et éprouvent une sensation de bien être inconnu depuis longtemps par eux. Ce fonctionnement parfait génésique et urinaire les satisfait à ce point qu'ils négligeraient quelques rares filaments qui pourraient encore persister.

POMMADES URÉTHRALES

I. — Caustiques et antiseptiques

Onguent mercuriel double . . . .   0,50 à 3
Lanoline   10

Précipité jaune d'hydrargire. . . .   0,10 à 0,50
Lanoline   10

Nitrate d'argent . . . .   0,10 à 0,50
Lanoline   10

Protargol . . . .   0,20 à 1
Lanoline   10

II. — Modificatrices

Iode	0,25 à 1	
Iodure de potassium.	0,05 à 0,20	
Lanoline	10	
Aïrol.	0,50 à 2	
Lanoline	10	
Formol (trioxyméthylène)	0,50 à 1	
Lanoline	10	

III. — Astringentes et calmantes

Alumnol seul	0,50 à 2	
ou avec aristol.	0,50 à 2	
Lanoline	10	
Tannin	1	à 3
Lanoline	10	
Acide salicylique.	0,50 à 1	
Acide borique.	5	à 10
Borate de soude.	0,25 à 0,50	
Lanoline	10	
Ichthyol.	2	à 5
Lanoline	10	
Baume du Pérou.	0,50 à 2	
Lanoline	10	

TRAITEMENT DE L'URÉTHRITE CHRONIQUE
PROFONDE

I. Glandes prostatiques et tissu caverneux.
> **Massage** sur sonde.
>
> avec **Pommades**
> - Caustiques.
> - Résolutives.
> - Astringentes.

II. Tissu conjonctif sous-muqueux.
> **Dilatation forcée de Kollmann.**

III. Muqueuse.
> **Traitement Endoscopique**
>
> Caustique (nitrate, sulf. de cuivre, iode, chl. de zinc, acide trichloracétique).
>
> Calmant (Poudres tannin, alun, bismuth).
>
> Cicatrisant (T. d'aloès, baume du Commandeur, goménol).
>
> **Traitement Electro-chimique**
>
> Avec A. chromique, chl. de zinc, alcool formolé, acide trichloracétique, iode et électrolyse lente. (5 milliampères, 5 minutes).
>
> **Pointes électrolytiques et galvanocaustiques**

Faradisation

II

De l'électrolyse linéaire et circulaire.
Évolution de la question.
Indications.

L'électrolyse uréthrale prend de plus en plus droit de cité en thérapeutique urinaire, ainsi que l'on peut s'en rendre compte d'après les travaux et les communications parus à ce sujet durant l'année 1903.

L'électrolyse circulaire de Newmann semble surtout en faveur et quelques chirurgiens rejettent à son profit l'électrolyse linéaire.

L'électrolyse circulaire ne convient pas cependant à tous les cas ; elle ne peut franchir tous les urèthres avec la faible intensité du courant employé, et avec un courant plus fort elle serait dangereuse en cautérisant la muqueuse au point de produire une escharre cylindrique. Il y a place plutôt pour les deux formes d'électrolyse qui ne sont que deux applications différentes d'une même énergie électrique. Le point important est de préciser leurs indications.

L'électrolyse agit par décomposition des tissus, en produisant, comme l'explique le Dr Bordier, de la soude caustique. A faible dose, c'est-à-dire avec un courant très faible, il n'y aurait plus destruction immédiate, la soude étant en quantité insuffisante, mais alcalinité très favorable à la résorption du tissu fibreux.

Admettons que, d'après ces données, l'électrolyse circulaire soit préférable ; mais il y a des cas où le canal est trop serré, ou bien les boules électriques ne passent pas, même avec un rétrécissement moyen. Que faire alors ?

En cas de rétrécissement trop serré, il n'y a qu'à renoncer à cette méthode. La boule butte à la stricture et ne peut cheminer. Comment franchir avec une olive 12 un rétrécissement de 4 ou 5 Charrière ?

Comprend-on un effet suffisant pour augmenter le calibre, du 5 au 20 par exemple, si cet effet n'est pas destructeur ?

Il faudrait détruire la muqueuse, puis le tissu conjonctif sous-jacent.

Peut-on espérer une résorption sous-muqueuse ? Ce serait trop beau d'atteindre un tissu dur, presque corné, sans léser une muqueuse délicate qui le sépare de l'instrument.

En cas de rétrécissement trop serré, il n'y a qu'un moyen: la boutonnière est trop étroite, il

faut l'agrandir et sur un seul côté, le moins dange-
reux. C'était le but de l'uréthrotomie interne ;
l'électrolyse linéaire l'a remplacée très avantageu-
sement.

En cas de rétrécissement moyen, trop dur, in-
franchissable avec un courant faible, que faire encore ?

Si la résorption attendue ne se produit pas et si
on ne peut augmenter le diamètre de l'olive, on
sera obligé de remplacer encore la méthode de
douceur par la méthode de force, c'est-à-dire
d'augmenter le courant, ce que l'on ne peut faire
sans danger qu'avec l'électrolyse linéaire qui con-
centre l'effet caustique sur un seul point du
canal.

Donc rétrécissements trop serrés (pour moi au-
dessous de 11 ou 12), ou infranchissables par les
courants faibles de l'électrolyse lente, à cause de
leur dureté, seront justiciables de l'électrolyse linéaire.

Je préfère donc, lorsque le tissu est trop dur ou
la virole fibreuse trop serrée, attaquer franche-
ment l'obstacle par l'électrolyse linéaire qui trace
un sillon dans la paroi supérieure du canal, sur
une étendue très restreinte, puis parfaire la dilatation avec le dilatateur de Kollmann qui, par sa
puissance et son action localisée, permettra d'obtenir un 30 ou 35, ce que l'on n'obtient jamais sans
ce précieux instrument.

Avec une telle distension, les trainées fibreuses
sont étirées, souvent rompues, sans que la mu-

queuse, plus élastique, ait à en souffrir et le calibre se maintient à un numéro normal.

J'ai pratiqué, dans le courant de l'année, une
vingtaine d'électrolyses linéaires, dilatées ensuite
fortement, avec un succès constant.

Pas d'accident, dilatation consécutive facile,
malade non immobilisé, voilà des raisons suffisan-
tes pour ne pas préférer l'uréthrotomie interne.

Le seul inconvénient de cette méthode électrolytique est de ne pouvoir passer en certains cas.
Que faire alors si le malade refuse l'uréthrotomie
interne ?

Dans ces cas, je n'ai pas craint d'augmenter l'intensité du courant jusqu'au degré voulu pour
amener la section du rétrécissement.

Dans une première séance, j'emploie 10 milliampères et si la stricture est d'induration moyenne, l'opération est très brillante et terminée en
moins d'une minute.

S'il y a résistance, après une minute, j'augmente
progressivement jusqu'à 20 milliampères et ne
dépasse pas en tout cinq minutes.

Un rétrécissement peut être franchi et un plus
profond résister encore.

Dans une deuxième séance, après quatre à cinq
jours de repos, je commence l'opération par 20
milliampères et monte jusqu'à 3o.

Il est bien rare que le rétrécissement ne cède
pas à ce moment. Un travail modificateur s'est
fait après la première séance, et souvent, à la

deuxième, l'électrolyseur pénètre d'emblée jusqu'au fond du canal.

En cas d'échec nouveau je suis allé jusqu'à 35 et 4o milliampères dans une troisième séance.

Que peut-il arriver au pire ? C'est que la paroi supérieure du canal soit sectionnée. C'est ce que nous cherchons.

En pratiquant cette section progressivement et en plusieurs séances on évitera tous les dangers qui pourraient résulter de l'emploi brusque d'un courant trop fort.

Ainsi sont encore étendues les indications de l'électrolyse linéaire.

L'électrolyse circulaire est encore très en faveur pour le traitement des rétrécissements de l'urèthre. Le Dr Desnos vient de la recommander au Congrès de médecine de Madrid de cette année, en disant combien elle assouplit le canal et favorise la dilatation des strictures.

Il est remarquable en effet de voir certains urèthres, rebelles à la dilatation, se laisser franchir aisément avec les boules électrolytiques.

C'est une méthode précieuse qui facilitera dorénavant la dilatation des rétrécissements soit d'emblée, soit après uréthrotomie ou électrolyse linéaire.

Je reconnais des indications précises à l'électrolyse circulaire. Elle peut être primitive ou secondaire.

Primitive, elle convient aux rétrécissements moyens (depuis le n⁰ 12) que l'on peut espérer dilater rapidement à l'aide de cette méthode, en gagnant deux ou trois numéros par séance.

Dans ces cas, l'électrolyse linéaire ne serait pas de mise, la dilatation pouvant calibrer suffisamment, souvent avec peine, il est vrai; c'est alors que la méthode circulaire apparaît comme un moyen mixte, un procédé de douceur, permettant d'obtenir la dilatation rapide, sans constituer une vraie opération comme l'électrolyse linéaire.

L'électrolyse circulaire peut être secondaire et complète par son action l'électrolyse linéaire ou l'uréthrotomie interne.

Après une de ces opérations préliminaires, la dilatation peut ne pas se faire facilement. Le canal saigne, s'irrite et le calibre reste stationnaire.

Ces empêchements à la marche vers la guérison proviennent de deux causes : ou bien le tissu de rétrécissement est inextensible, ou bien il y a des brides et des irrégularités dans l'urèthre.

Dans les deux cas, l'action fondante des courants faibles de la méthode circulaire agit, en assouplissant l'anneau de tissu fibreux ou en nivelant les irrégularités du canal par suppression des brides saillantes.

Je fais ces séances tous les quatre ou cinq jours, et j'emploie le plus souvent 5 à 6 milliampères.

Je signale en particulier le point suivant : En règle générale, les boules cheminent aisément dans le canal après un temps d'arrêt variable au niveau du rétrécissement; mais souvent l'instrument est arrêté et ne progresse pas, alors qu'une bougie de même calibre franchit aisément le canal. C'est que, si la boule est bien guidée dans un canal rétréci, aux parois indurés, elle s'égare dans un urèthre flasque au niveau du bulbe. La boule n'est pas guidée vers le rétrécissement et risque d'agir sur une région qui n'a nul besoin d'une action électrolytique.

Dans ces cas, une tige courbée anatomiquement passe plus aisément en suivant la paroi supérieure de l'urèthre.

Je conclus, que de crainte d'agir aveuglément sur un point quelconque du canal, il est préférable de guider la boule, au point rétréci, au moyen d'une bougie conductrice et je considère comme un perfectionnement important l'adaptation d'une bougie conductrice aux olives électrolytiques.

Il faut ne jamais céder à l'envie de passer quand même dans le canal. Si la boule ne chemine pas après quelques minutes, il est préférable de s'arrêter et de renvoyer la séance, le canal sera préparé pour la fois suivante. En dépassant le chiffre de 5 à 6 milliampères on retomberait dans l'ancien procédé rapide circulaire, néfaste à cause de la production d'une escharre cylindrique.

Je résume les indications des deux formes d'électrolyse uréthrale dans le tableau suivant :

ÉLECTROLYSE URÉTHRALE

Électrolyse linéaire.
{
Rétrécissements serrés (jusqu'à 11 ou 12).

Rétrécissements moyens infranchissables par l'électrolyse lente.
}

Électrolyse circulaire.
{
Primitive avec dilatation. Rétrécissements moyens (à partir de 11 à 12).

Secondaire (après électrolyse linéaire).

Rétrécissements inextensibles.

Rétrécissements avec brides et irrégularités.
}

III

Considérations sur la rétention des prostatiques.

En pratique on observe la rétention d'urine due au prostatisme vers l'âge de cinquante à soixante ans. Encore faut-il se méfier des rétrécissements tardifs et j'ai plusieurs cas de pseudo-prostatiques, en état de rétention, qui m'étaient adressés et qui n'étaient que des rétrécis.

Chez les prostatiques au début, on observe de la rétention aiguë nécessitant le cathétérisme, puis sous l'influence du traitement, les troubles de l'émission de l'urine se dissipent et ne reviennent pas avant de longues années, si on a soin d'éviter les écarts de régime.

C'est que, si les troubles urinaires proviennent de la déformation du canal par l'hypertrophie de la prostate, les accidents aigus sont dûs à la congestion qui vient oblitérer, par la poussée sanguine, un canal encore suffisant.

De ce fait découlent deux considérations, l'une d'ordre préventif, l'autre d'ordre curatif.

La première, bien connue, est qu'il faut à tout prix éviter la congestion et les traités s'étendent longuement, à ce sujet, sur les détails les plus minimes.

La seconde, est que le canal congestionné, modifié temporairement par l'afflux sanguin, a son calibre diminué par la fluxion des tissus et présente ainsi les caractères d'un véritable rétrécissement, comparable au rétrécissement inflammatoire de la blennorrhagie aiguë, avec cette différence, toutefois, qu'il est dû à de la congestion passive et que la congestion active, en surajoutant ses effets, trouve le terrain préparé pour l'éclosion des accidents.

Au point de vue du traitement, *je considère les prostatiques en état de rétention aiguë comme des rétrécis*, et je constate que ce qui leur convient le mieux en fait de sondes, à ce moment, est également ce qui est indispensable pour les rétrécis.

Dans le cas de rétention chronique, il est indiscutable qu'il faut étudier la forme du canal, pour choisir la sonde qui s'adapte le mieux aux exigences de l'urèthre et le Dr Reynès a préconisé dans ce but des sondes aplaties latéralement.

Dans la rétention aiguë, au contraire, la sonde à béquille, seule ou avec mandrin, la sonde à grande courbure peuvent échouer fréquemment, alors qu'une bougie fine pénètre facilement dans la vessie.

Or comme, s'il y a rétention aiguë, il importe de manœuvrer le moins possible dans le canal pour éviter l'infection et la fièvre, j'ai l'habitude, après avoir passé l'explorateur à boule, d'agir ainsi :

Si l'explorateur passe bien, toute sonde passera et la sonde molle en caoutchouc ou à béquille souple serviront à vider la vessie.

Si l'explorateur butte sur l'obstacle prostatique, j'emploie d'emblée, sans présumer la déformation du canal, les *sondes à la suite*, en passant d'abord une bougie filiforme sur laquelle la sonde se vissera, soit en employant les sondes en une seule pièce, ayant à leur extrémité vésicale une partie effilée pour guider l'instrument.

Ce dernier modèle qui rassure les malades, inquiets au sujet de la chute possible de la partie filiforme qui pourrait se dévisser, est cependant moins commode ; la bougie est moins souple, et la sonde, fixée à l'extrémité libre, alourdit la manœuvre d'introduction en enlevant la précision des mouvements.

Au lieu de consister en manœuvres prolongées dans le canal, le cathétérisme ainsi pratiqué, sera réduit au minimum de durée et on évitera plus facilement l'accident le plus redoutable au moment d'une rétention : l'infection.

IV

La rétention finale des vieillards.

La rétention des prostatiques a lieu ordinairement vers soixante ans ; or, il arrive souvent que des hommes âgés de soixante et dix ans ou plus, sont pris brusquement de rétention d'urine.

Peut-on attribuer ce trouble dans la fonction urinaire à une hypertrophie de la prostate qui n'aurait pas donné d'accident jusqu'alors ?

Cette opinion ne peut guère être soutenue.

En pratique, voici comment on observe cette forme de rétention :

Un vieillard brusquement ne peut plus uriner, on le sonde et l'opération s'effectue le plus souvent avec facilité. L'urine est et demeure claire. La quantité d'abord normale, diminue peu à peu ; les troubles digestifs s'aggravent au point d'empêcher bientôt toute alimentation et le malade s'éteint avec de la défaillance cardiaque.

La durée de la maladie est environ de quinze

ou vingt jours, si des accidents subits, cérébraux ou pulmonaires, ne viennent pas accélérer la chute qui peut alors survenir en quatre ou cinq jours.

Les malades, ainsi frappés subitement, présentaient depuis quelque temps des troubles généraux : affaiblissement des facultés mentales, immobilité au lieu de recherche du mouvement, changement de caractère ; à côté de ces symptômes le vieillard ressentait parfois des douleurs lombaires violentes s'irradiant vers les membres inférieurs.

Les troubles généraux signalent une déchéance totale, l'usure irrémédiable de tout l'organisme, alors que les troubles vésicaux sont la première manifestation de la défaillance des organes.

Chez les vieillards, la vessie semble donc être l'organe qui succombe le premier et bientôt les arythmies cardiaques indiquent la défaillance prochaine et fatale du cœur.

Le point de pratique sur lequel j'insiste est que cette forme de rétention spéciale aux vieillards, rétention qui n'est pas produite par des causes locales mais générales, indique une fin prochaine.

Aussi lorsqu'un malade qui n'a jamais eu de rétention d'urine jusqu'à soixante-cinq ou soixante et dix ans, présente cet accident, on peut affirmer une issue fatale, rapide et inévitable.

Le traitement ne peut consister qu'en cathétérismes aseptiques et en médication tonique pour le cœur.

V

Considérations sur la cystoscopie.

J'ai employé souvent le cystoscope pour les
lésions vésicales douteuses et il y a tout intérêt
à faire de cette méthode, employée trop rarement,
un moyen d'exploration courante.

Il n'est pas plus difficile ni pénible d'introduire
cet instrument qu'un explorateur droit métallique
et avec les précautions antiseptiques l'opération
n'offre aucun danger.

En revanche, quelle précision donne cette méthode dans le diagnostic des lésions vésicales ! Un
calcul est révélé par l'éclairage de la vessie alors
qu'il a échappé à l'explorateur métallique.

Je soignais une cystite rebelle et l'éclairage interne de la vessie révéla une petite tumeur vésicale.

La cystoscopie est de même le moyen le plus
parfait de vérification après une opération pour
calcul ou tumeur de la vessie ; on peut ainsi sur-
veiller les récidives.

La cystoscopie est encore indispensable pour
bien connaître la variété d'hypertrophie de la pros-

a.

tate, lobe médiaire ou latéraux, surtout avant l'opération de Bottini.

Le Dr Schlagintweit, de Munich, a, dans ce but, perfectionné l'instrument en adaptant à son extrémité un prisme à bascule qui recueille l'image de l'orifice du col vésical, en sorte que l'on aperçoit l'orifice interne de l'urèthre comme si l'on était placé du côté de la vessie.

Ce « *cystoscope rétrograde universel* » permet de constater très exactement les déformations prostatiques.

Cependant le cystoscope ordinaire suffit et l'on peut avec son aide voir aisément le lobe médian et la déformation du col, due aux lobes latéraux de la prostate.

L'éclairage de l'appareil urinaire est certainement indispensable pour diagnostiquer et guérir les lésions rebelles.

Comment soigner une hypertrophie du verumontanum, qui ne se traduit que par de l'uréthrite postérieure rebelle, si le contrôle de la vue n'établit pas fermement le diagnostic et ne permet un traitement direct à l'aide de l'uréthroscope ?

Le cystoscope prolonge son action plus loin; toute la surface pathologique de la vessie peut être examinée et les orifices des uretères, par leur aspect et la nature de l'urine qui en jaillit, renseignent sur l'état des reins.

Les conditions principales pour rendre un examen aisé, sont que l'instrument ne soit pas trop volumineux et que la vision soit nette.

Sans appareil d'irrigation, l'instrument peut avoir un n° 20 qui s'adapte à la majorité des urèthres.

L'irrigation continue est indiquée pour éclairer le milieu vésical, troublé par le sang ou le pus, lorsque la quantité en est considérable. On a recommandé. depuis la découverte de l'adrénaline, l'instillation de quelques gouttes de cette substance dans la vessie pour en pratiquer l'examen sans être gêné par le sang.

L'adrénaline peut rendre des services en exerçant sa puissante action sur la muqueuse vésicale ; l'effet de ce médicament est parfois surprenant et quelquefois aussi, nul, en sorte qu'il semble que l'on ne puisse guère compter sur sa constance.

L'irrigation, pendant l'examen, convient mieux, si les urines sont purulentes ; le trouble peut être neutralisé par le renouvellement continu du liquide.

Avant une cystoscopie, il faut, dans une séance préparatoire, explorer le canal, puis sonder et laver la vessie et l'urèthre postérieur. Si le liquide ressort clair et ne contient pas de sang, l'examen pourra se faire facilement après un bon lavage.

Si l'urèthre ou la vessie saignent facilement, on déposera, avant la séance, quelques gouttes d'adrénaline au 1000ᵉ, dans la vessie et le canal postérieur. Si le liquide de lavage est trouble, il faudra laver auparavant avec le plus grand soin pour que le prisme ne soit pas sali en traversant l'urèthre profond.

Enfin, il ne faut pas altérer la transparence du prisme en enduisant le cystoscope avec de la vaseline ; il convient de se servir de glycérine.

Les causes les plus fréquentes d'une mauvaise vision semblent donc être la souillure du prisme dans la traversée uréthrale ou la présence de sang dans la vessie.

Ce que je veux faire remarquer, c'est que la vision est plus nette avec un prisme bien nettoyé placé dans un milieu assez trouble, qu'avec un instrument terni par le pus ou le sang introduit dans un milieu clair.

Aussi, si on voulait réduire au minimum les chances d'obscurcissement, si on désirait voir avec une clarté parfaite, comme avec une lorgnette dont on a essuyé soigneusement les verres, il serait facile de cacher la face du prisme au moyen d'un petit opercule métallique, manœuvrant dans une glissière, et qu'une fine tige attirerait en avant dès que l'extrémité du cystoscope serait dans la la vessie.

On pourrait, en dernier lieu, remplir la vessie avec de l'eau distillée qui, par son absence de particules solides, donnerait un maximum de limpidité, pouvant atténuer le trouble qui proviendrait d'une urine purulente ou sanglante s'amassant pendant l'examen.

TABLE DES MATIÈRES

                                                        Pages

I. — Nouvelles méthodes pour le traitement des uréthrites chroniques. . .   7

II. — De l'électrolyse linéaire et circulaire.
Évolution de la question. Indications .   23

III. — Considérations sur la rétention des
prostatiques.   31

IV. — La rétention finale des vieillards .   35

V. — Considérations sur la cystoscopie .   37

www.ingramcontent.com/pod-product-compliance
Ingram Content Group UK Ltd.
Pitfield, Milton Keynes, MK11 3LW, UK
UKHW021013120726
13693UKWH00005B/1953